Irin Metz

Von Kindern und Kreuzen

Zur Entwicklung von Überkreuzbewegungen im Kindesalter aus ergotherapeutischer Sicht

Das Gesundheitsforum

Schulz-Kirchner Verlag

Diese Broschüre entstand im Rahmen einer Bachelorarbeit im Januar 2006 an der HAWK Hildesheim.

Verfasserin:
Irin Metz
Ergotherapeutin (B.Sc.)
Seit 1998 in verschiedenen ergotherapeutischen Praxen tätig.
E-Mail: irin.m@gmx.de

Illustrationen:
Susan Wunderlich
Ergotherapeutin, Freie Zeichnerin
Seit 1996 in ergotherapeutischer Praxis tätig.
E-Mail: susan.wunderlich@gmx.de

Irin Metz

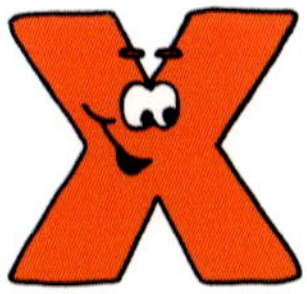

Von Kindern und Kreuzen

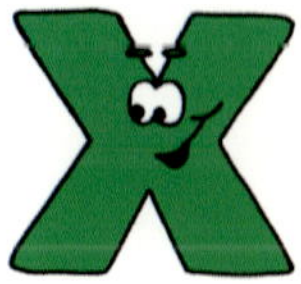

Zur Entwicklung von Überkreuzbewegungen im Kindesalter aus ergotherapeutischer Sicht

mit Illustrationen von
Susan Wunderlich

Bibliografische Information Der Deutschen Nationalbibliothek

Die Deutsche Nationalbibliothek verzeichnet diese Publikation in der Deutschen Nationalbibliografie; detaillierte bibliografische Daten sind im Internet über http://dnb.d-nb.de abrufbar.

Die Informationen in diesem Buch sind von der Verfasserin und dem Verlag sorgfältig erwogen und geprüft, dennoch kann eine Garantie nicht übernommen werden. Eine Haftung der Verfasserin bzw. des Verlages und seiner Beauftragten für Personen-, Sach- und Vermögensschäden ist ausgeschlossen.

Besuchen Sie uns im Internet: www.schulz-kirchner.de

2. Auflage 2010
1. Auflage 2007
ISBN 978-3-8248-0516-7

Mollweg 2, D-65510 Idstein
Vertretungsberechtigter Geschäftsführer: Dr. Ullrich Schulz-Kirchner
Fachlektorat: Reinhild Ferber
Druck und Bindung:
wd print + medien GmbH + Co. KG, Elsa-Brandström-Str. 18, 35578 Wetzlar
Printed in Germany

Inhaltsverzeichnis

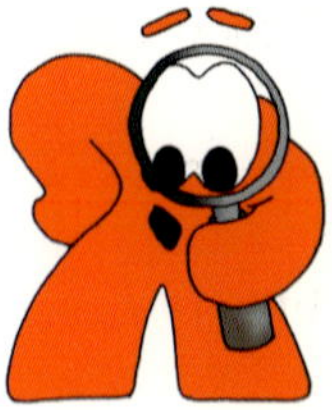

Liebe Kolleginnen, liebe Kollegen,

diese Broschüre möchte Sie bei Ihrer Beratung und Begleitung von Eltern unterstützen, deren Kinder das Überkreuzen ihrer Körpermittellinie vermeiden oder nicht adäquat entwickelt haben. Um den Eltern den Umgang mit dem aus fachlicher Sicht komplexen Thema zu erleichtern, ist sie auf den Aspekt des Überkreuzens reduziert.

Die Broschüre ergänzt das persönliche Gespräch und ist als Gedankenstütze für die Eltern zu sehen, um diese zu aktiveren Partnern bei der Entwicklungsförderung ihrer Kinder zu machen. Sie stellt den Eltern Basisinformationen und Anregungen zur Verfügung, die ihre Handlungsfähigkeit in alltäglichen Situationen erweitern können.

Dabei soll den Eltern die ergotherapeutische Sicht auf Handlung vermittelt werden.

Die Anregungen orientieren sich an den Interessensgebieten fünf- bis sechsjähriger Kinder.

Individuelle Hinweise, die konkret Ihre Klienten betreffen, können Sie auf der Seite 27 notieren.

Der theoretische Ansatz der Broschüre basiert hauptsächlich auf dem Ansatz der Sensorischen Integration, des Canadian Model of Occupation Performance (CMOP) und des klientenzentrierten Arbeitens.

Die Handlungsvorschläge orientieren sich an den Performancebereichen Selbstständigkeit/Selbstversorgung, Produktivität und Freizeit. Ich hoffe, die Broschüre trägt dazu bei, Ihre Behandlungsprozesse zu bereichern. Über Ihre Rückmeldungen dazu freue ich mich ebenso wie über Verbesserungsvorschläge.

Sie erreichen mich per E-Mail unter:
irin.m@gmx.de

Ich wünsche Ihnen viel Spaß und gutes Gelingen!

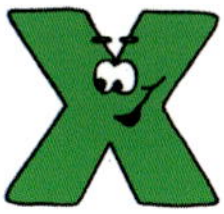

Liebe Leserin, lieber Leser,

in Ihren Händen halten Sie eine Broschüre zur Entwicklungsförderung der Überkreuzbewegungen bei fünf- und sechsjährigen Kindern.
Sie entstand, um eine Brücke zwischen der ergotherapeutischen Behandlung und Ihrem Alltag zu Hause zu schlagen.

Sie, Ihr Kind und die Ergotherapeutin arbeiten partnerschaftlich, kompetent und verantwortlich am Gelingen des gemeinsamen Vorhabens.
Diese Broschüre will einen Beitrag dazu leisten, indem sie Ihnen Informationen und Anregungen zur Verfügung stellt.

Sie sind herzlich dazu aufgefordert, in ihr zu blättern, zu lesen, Ihre Anmerkungen und Ideen hineinzuschreiben. Die Seite 27 bietet Platz für Notizen.
Ein kritischer Blick kann es Ihnen ermöglichen, das aus der Broschüre herauszuholen, was in Ihrem Interesse liegt. Dieser wird Sie auch unterstützen, Fragen aufzuwerfen, die Sie gemeinsam mit Ihrer Ergotherapeutin besprechen, um somit Ihrem Ziel näher zu kommen.

Ich wünsche Ihnen viel Spaß bei Ihrer Arbeit und gutes Gelingen.

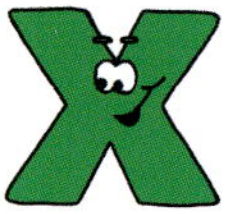

Die Körpermittellinie

Die Körpermittellinie ist eine gedachte Linie. Sie verläuft durch die Mitte unseres Körpers, vom Kopf durch den Rumpf und das Becken und endet zwischen den Fußsohlen.

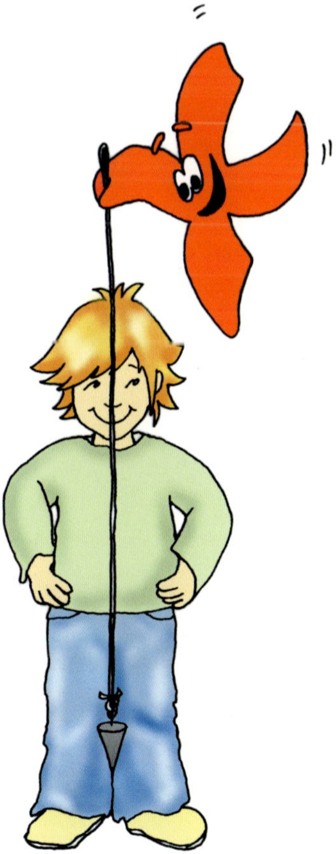

Die Mittellinie teilt den Körper in vorne und hinten sowie rechts und links. So liegen die Augen, Arme und Beine seitlich von ihr.

Die gedankliche Vorstellung dieser Linie ist eine gute Möglichkeit, um zu beobachten, ob es zu Überkreuzbewegungen der Körpermittellinie kommt.

Die Überkreuzbewegungen

Überkreuzbewegungen sind Bewegungen der Hände, Arme, Beine und Füße, bei denen die eigene Körpermitte zur gegenüberliegenden Seite hin überquert wird.
Auch der Blick überquert die Körpermittellinie beispielsweise beim Lesen, wenn er der Zeile über die Körpermitte hinaus folgt.
Die Möglichkeit, diese Überkreuzbewegungen zu gebrauchen, ist ökonomisch und durchaus „bequem".
So ist es einfacher, den Arm noch ein wenig weiter nach oben zu strecken, um an das Buch im oberen Regalfach zu gelangen, als einen Fußschemel zu holen und daraufzusteigen.

Genauso verhält es sich beim Fensterputzen: Dabei nehmen wir den Lappen in die Hand, mit der wir am meisten arbeiten, und um nicht ein paar Schritte zur Seite gehen zu müssen, wischen wir über unsere Körpermitte herüber.

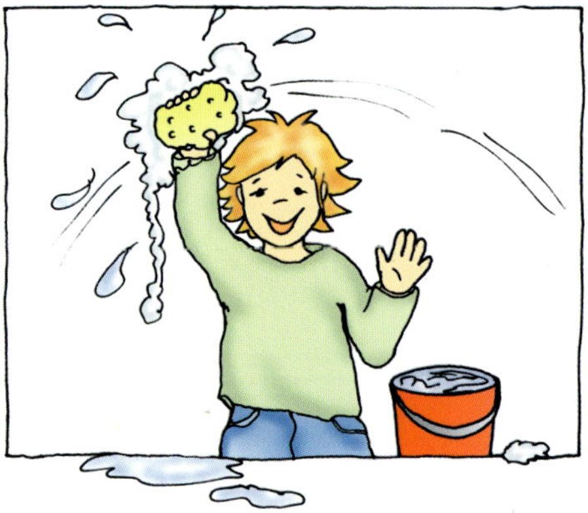

Überkreuzbewegungen sind also nichts Exotisches, sie sind in unserem Alltag selbstverständlich: beim Kratzen der Schulter genauso wie beim Haare kämmen.

Was so einfach und selbstverständlich klingt, ist eine Fähigkeit, die wir uns im Laufe unserer Entwicklung erworben haben.

Wenn ein Kind beginnt, seine Mittellinie zu überkreuzen, wird das als Zeichen seiner Weiterentwicklung verstanden, als Hinweis darauf, dass seine beiden Gehirnhälften miteinander arbeiten.

Eine gute Zusammenarbeit der Gehirnhälften ermöglicht es uns, Dinge zu tun, für die eine gute Kooperation unseres gesamten Gehirns und unseres Körpers Voraussetzung ist. Besonders gilt das für komplexe Handlungen wie Schreiben, Malen (hier gibt es viele Formen, die Diagonalen und Überkreuzungen haben, beispielsweise Dächer, das V, Fensterkreuze, das X, die 8), Lesen, Klettern, Flechten, Knoten und Schleifen binden; auch Kreis- und Singspiele und vieles mehr zählen dazu.

Da unsere linke Gehirnhälfte unsere rechte Körperhälfte kontrolliert und umgekehrt, ist es notwendig, dass die Informationen von einer Seite zur anderen Seite gelangen. Aber es ist ebenfalls notwendig, dass die Informationen von einer Gehirnhälfte zur anderen gelangen können, um sie umfassend zu verarbeiten und zu beantworten. Die Gehirnhälften verbindet ein Balken, über den die Informationen hin und her wechseln. Ein reges Hin und Her auf dem Balken sorgt dafür, dass die Informationen immer rascher und sicherer durchgeleitet werden.

Was geschieht, wenn Überkreuzbewegungen nicht flüssig und automatisch stattfinden, kann in verschiedenen alltäglichen Situationen beobachtet werden, beispielsweise beim Frühstücken.

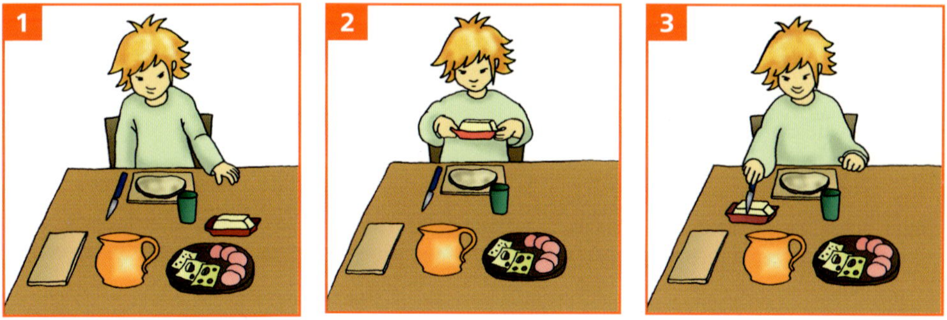

Um mit dem Messer an die Butter zu gelangen, wäre aufgrund der Position der Butter (Bild 1) eine Überkreuzbewegung die ökonomischste Lösung. Da das Kind diese nicht automatisch ausführt, kompensiert es die Bewegung, indem es die Butter auf die andere Seite stellt. Das, was in der Bildergeschichte umständlich aussieht, braucht Zeit, viel Aufmerksamkeit und Energie.

So kann es dazu kommen, dass ein Kind die Äußerungen der Eltern nicht zuverlässig hört, versteht und bedenkt. Erschöpfung und Missverständnisse, vielleicht sogar Zeitdruck, Anspannung und letztlich getrübte Stimmung stellen sich ganz unvermutet ein, und der Tag hat gerade erst begonnen. Werden Überkreuzbewegungen vermieden, wird der Alltag ein Stück umständlicher für alle Beteiligten.

Machen Sie ein Experiment.
Wenn Sie Lust haben, verzichten Sie morgen beim Frühstücken auf Ihre Überkreuzbewegungen.

Achten Sie darauf,

- wie es Ihnen dabei ergeht
- wie zufrieden Sie mit Ihren Ergebnissen sind
- wie lange Sie brauchen
- wie viel Energie Sie in Ihr Frühstück investieren mussten

Sie können sich danach noch besser vorstellen, wie viele Kapazitäten ohne Überkreuzbewegungen schon besetzt sind. Ähnlich ergeht es Ihrem Kind; beispielsweise auch in der Schule, wenn das Schreiben erlernt wird, das später sicher und zügig vonstatten gehen soll.

Es ist gut möglich, dass Sie während Ihres Experiments andere Wege finden, das Überkreuzen Ihrer Körpermittellinie zu vermeiden, als Sie es in der Bildergeschichte auf Seite 13 präsentiert bekommen. Denn es gibt verschiedene Möglichkeiten, die Bewegung zu kompensieren. Dazu im Folgenden einige Beispiele.

Beispiele zur Vermeidung von Überkreuzbewegungen

Als aufmerksamem Beobachter fällt es Ihnen auf, wenn Ihr Kind das Kreuzen seiner eigenen Körpermitte vermeidet. Sie werden dies daran erkennen, dass es

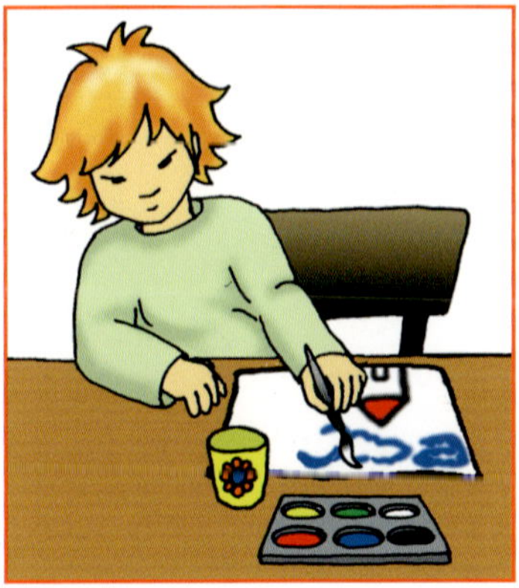

- seine eigene Position zu dem Gegenstand verändert, mit dem es arbeitet

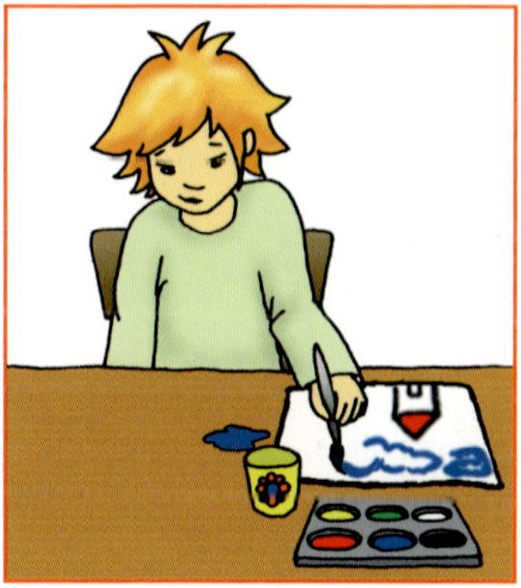

- die Position des Gegenstands verändert, mit dem es arbeitet

Eine weitere Möglichkeit ist folgende:

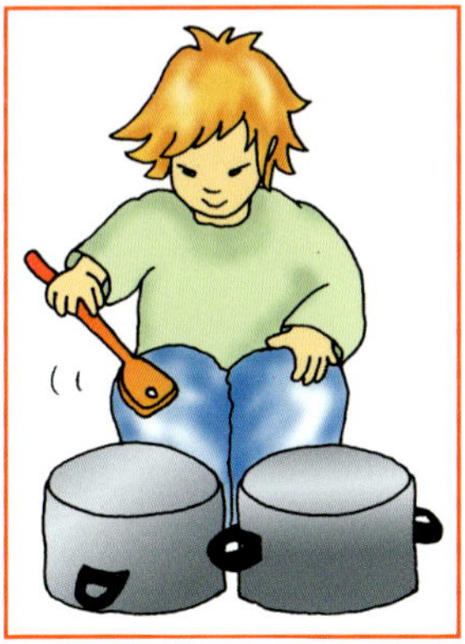

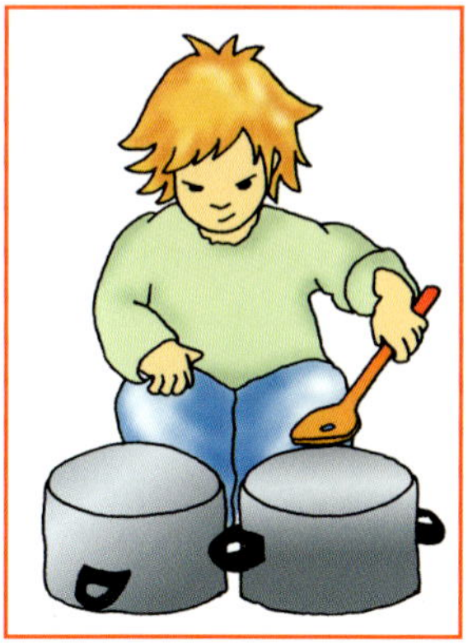

- Der Gegenstand wird von einer Hand in die andere Hand an der Körpermitte übergeben.

Es ist möglich, dass Sie einzelne, alle oder Kombinationen der hier vorgestellten Möglichkeiten beobachten können, jedoch wahrscheinlich nicht immer und auch nicht immer in der gleichen Intensität.

Was beobachten Sie bei Ihrem Kind?

Überkreuzende Haltungen können Sie hier erkennen:

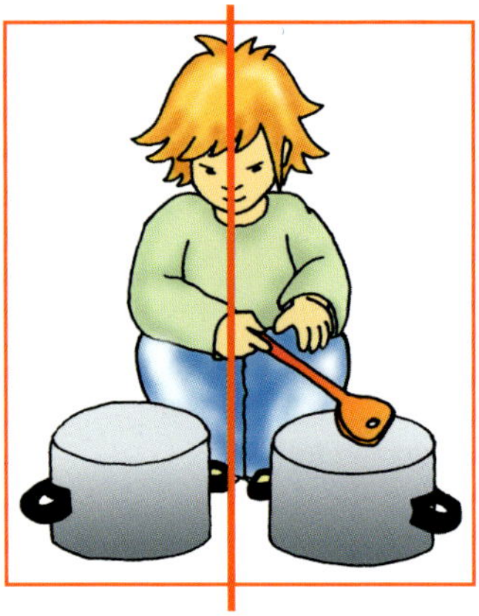

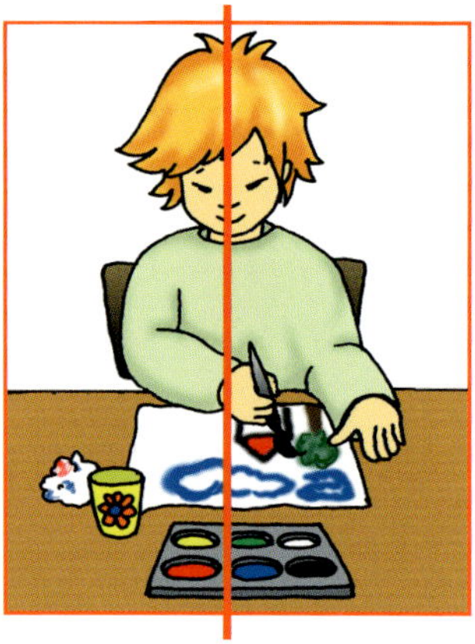

Die Förderung des Kindes zu Hause

Kinder entwickeln sich mit ihrem und durch ihr Handeln. Es zeigt, was sie schon können und was sie erreichen wollen. Da der ganze Tag Handeln beinhaltet, kann Förderung durch Handeln im Alltag stattfinden. Die natürliche Motivation der Kinder zur Weiterentwicklung können Sie unterstützen.

Sie kennen sich und Ihr Kind gut, so dass es Ihnen sicher gelingen wird, Situationen zu finden, in denen Sie Ihr Kind in seiner Entwicklung fördern können. Am günstigsten sind diese, wenn Sie und Ihr Kind Zeit und Energie haben.

Am besten geeignet ist, was Ihnen beiden Freude bereitet. Dann wird der Erfolg am größten sein.

Denn es geht dabei nicht um das Antrainieren von Fertigkeiten, die in bestimmten Situationen einzusetzen sind, sondern um ein generelles Können und die Möglichkeit, es automatisch und ohne Überlegung einzusetzen. Bei Bedarf sollte es durch eine Variation so verändert werden, dass das Kind die Handlung sicher und für sich zufriedenstellend ausführen kann.

Wenn Sie Ihr Kind fördern, beachten Sie bitte:

- Förderung ist anzustreben, aber nicht immer oder in allen Situationen.

Bedenken Sie auch:

- Ihnen als versiertem Mittellinienkreuzer fällt vieles leicht, was für Ihr Kind harte Arbeit bedeutet.
- Sorgen Sie daher für Pausen und Wiederholungen.

Bildergalerie

Auf den folgenden zwei Seiten finden Sie eine Bildergalerie. Die Zeichnungen zeigen unterschiedliche Aktivitäten. Was spricht Sie spontan an? Welche dieser Aktivitäten bereitet Ihnen Freude? Welche weiteren Ideen haben Sie beim Betrachten der Bilder?
Im Anschluss können Sie die Bilder auch gemeinsam mit Ihrem Kind betrachten und dabei seine Vorlieben entdecken.

Wozu haben Sie beide Lust?

Wenn Sie Ihre Wahl getroffen haben, finden Sie im Anschluss beispielhafte Anregungen zur Umsetzung der Ideen. Fragen dazu können Sie mit Ihrer Ergotherapeutin besprechen.

Bildergalerie

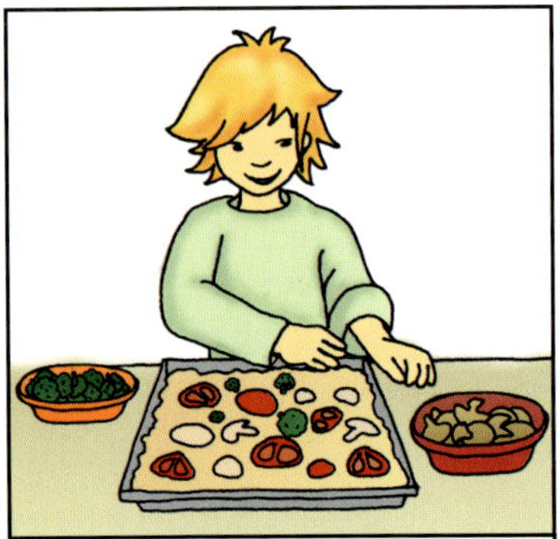
Pizza belegen

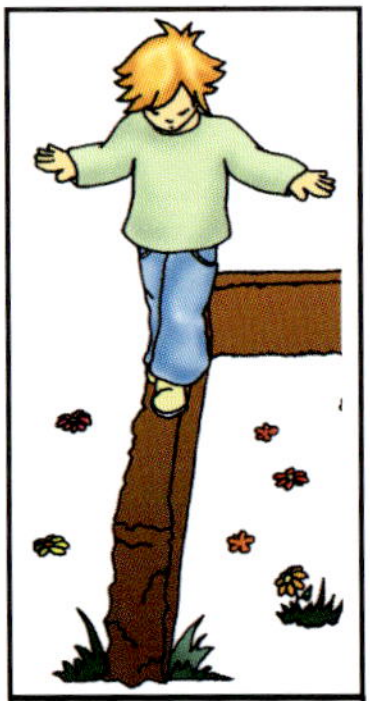
Balancieren

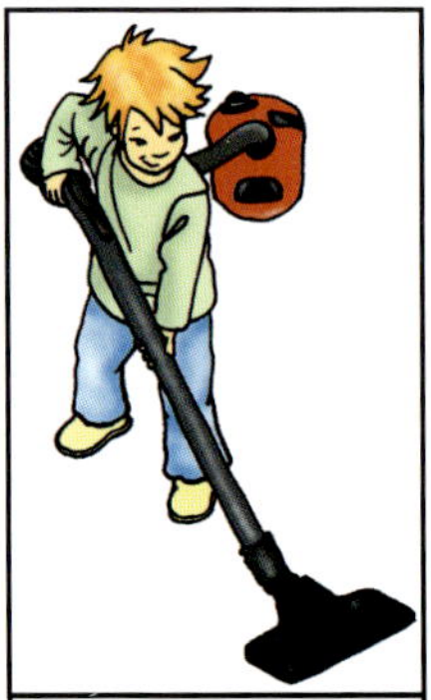
Staub saugen

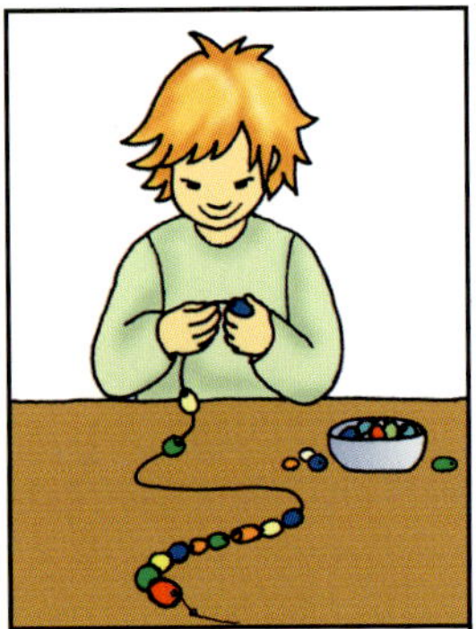
Kette auffädeln

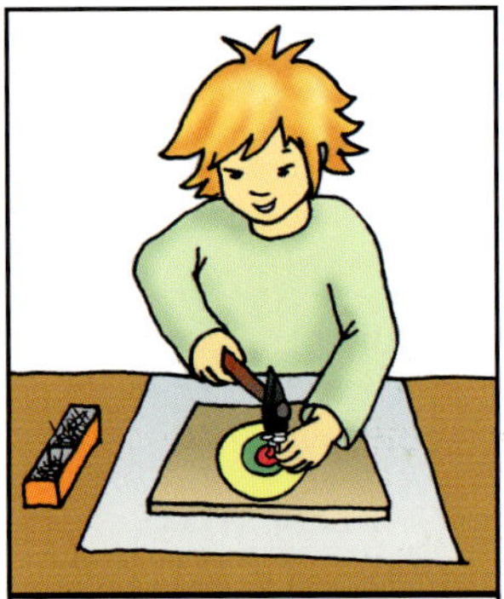
Nägel einschlagen

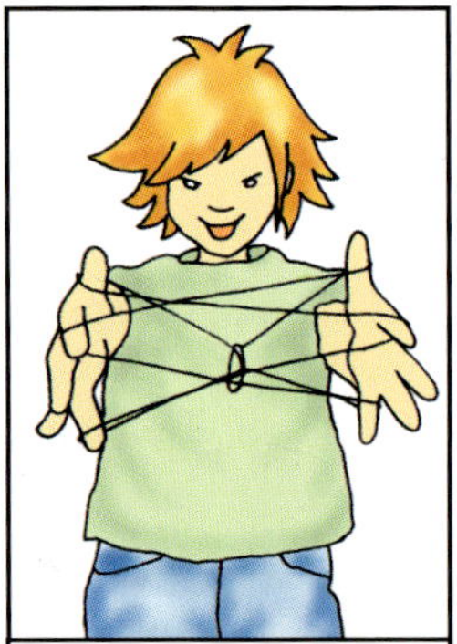
Fingerspiele

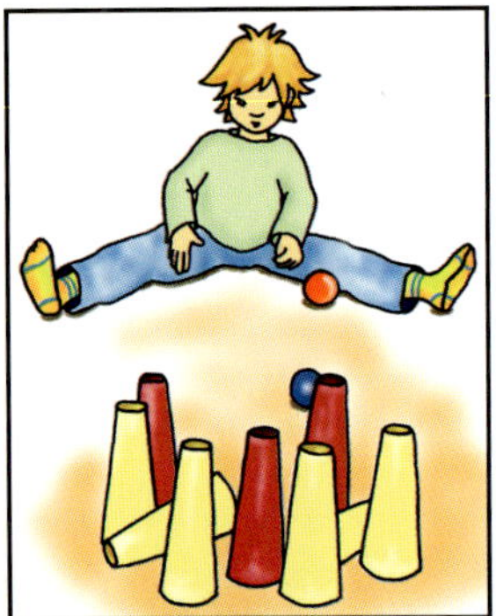
Kegeln

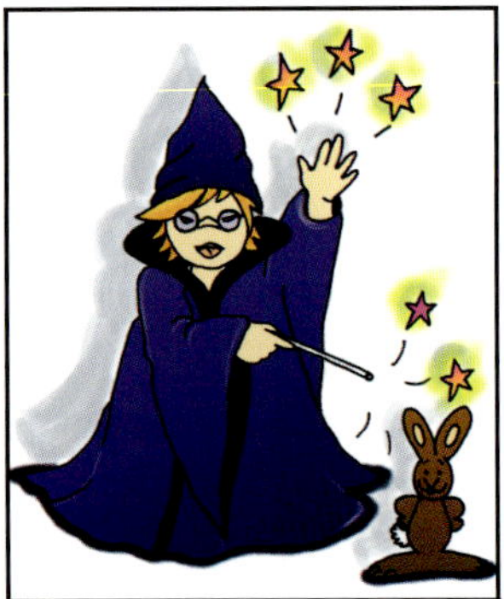
Zaubern

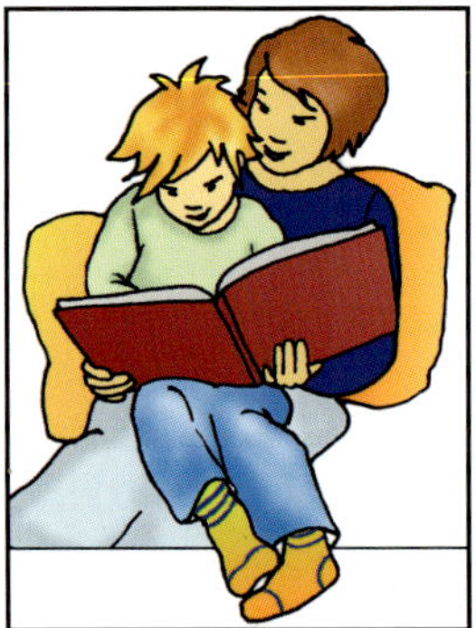
Buch betrachten

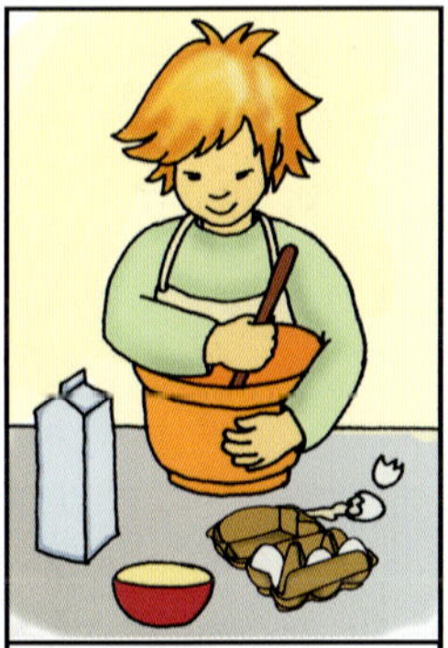

Rühren

Weitere Beispiele aus dem Alltagsbereich:

- Knoten knüpfen
- Schleifen binden
- Hefezopf flechten
- Wischen
- Kehren
- ...

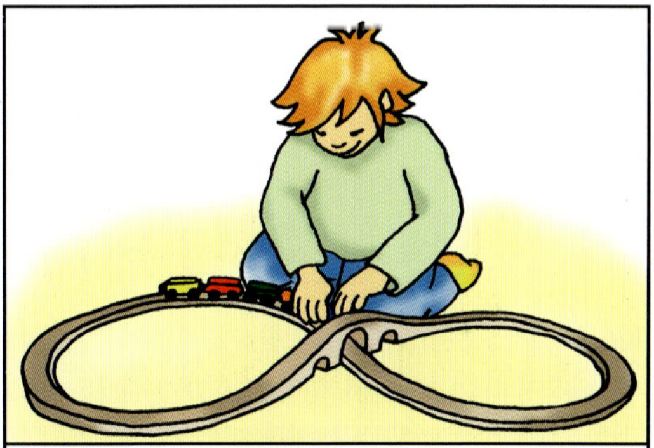

Eisenbahn

Weitere Beispiele aus dem Bereich des produktiven Spielens:

- Malen (min. DIN A3)
- Hexentreppen basteln
- Papier falten
- Murmelbahn
- ...

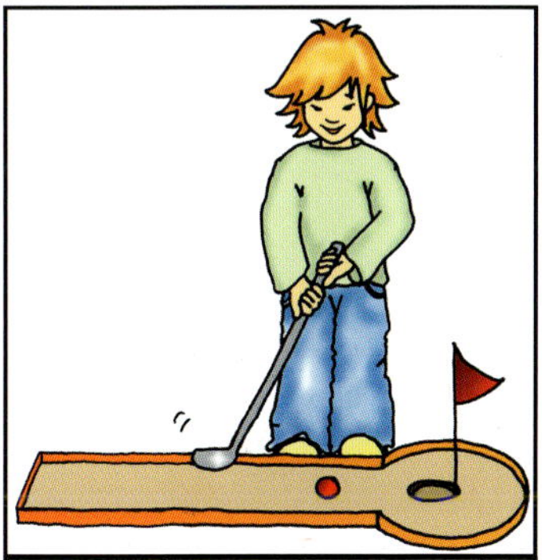

Minigolf

Weitere Beispiele aus dem Freizeitbereich:

- Tanzen
- Pantomime
- Twister
- Schiffe versenken
- ...

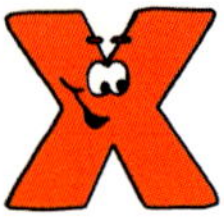

Allgemeines zur Entwicklung und Förderung der Überkreuzbewegungen

Zunächst geht es darum, die beiden grundlegenden Aspekte des Kreuzens nachzuvollziehen. Das sind:

- die Bewegungsrichtung
- die Position des Gegenstands, mit dem sich das Kind beschäftigt, zu seiner Körpermittellinie

Dabei ist es wichtig, sich daran zu erinnern, dass Kinder zu Beginn ihrer Entwicklung mit beiden Händen gleich gut arbeiten können. Anfangs geht es in der Entwicklung darum, beide Körperhälften wahrzunehmen und miteinander zu koordinieren. So kommt es zu einer Zusammenarbeit beider Hände an der Körpermittellinie, wenn ein Gegenstand (z.B. Bauklotz) von einer in die andere Hand übergeben wird.

Ab dem Alter von etwa zwei Jahren ist meist schon zu erkennen, welche Hand die dominante Hand sein wird. Mit 4,5 bis 5 Jahren ist die Handdominanz dann eindeutig festgelegt, das Kind ist Links- oder Rechtshänder.

Überkreuzbewegungen werden sowohl von der dominanten als auch von der nicht dominanten Hand ausgeführt. Die Qualität der Bewegung ist jedoch ungleich. Buchstaben zu schreiben, ist die Domäne der dominanten Hand, sich ein Radieschen zu nehmen, während man schon in das Käsebrot beißt, geht auch mit der nicht dominanten Hand über Kreuz. Überkreuzbewegungen entwickeln sich aus Bewegungen in der Körpermitte, gefolgt von Bewegungen zur Seite und dann in die Diagonale.
Genauso stellt sich auch die Förderung dar:

- vertikal (mittig, hoch/runter & vor/zurück)
- horizontal (zu den Seiten hin)
- diagonal (schräg)

Die Position des Gegenstands, mit dem das Kind sich beschäftigt, spielt eine weitere wichtige Rolle. Die Position zur Körpermittellinie des Kindes ist entscheidend.

Je nachdem, ob die Schale mit den Gummibärchen vor der oder seitlich zur Mittellinie des Kindes steht, provoziert ihr Standort die Bewegungsrichtung, die das Kind mit seinem Arm ausführt, wenn es nach den Gummibärchen greift.

Erste Schritte zur Unterstützung des Kindes

Eine Möglichkeit, das Kind in seiner Entwicklung zu unterstützen, ist, dafür zu sorgen, dass es erst einmal in seiner Körpermitte tätig ist.

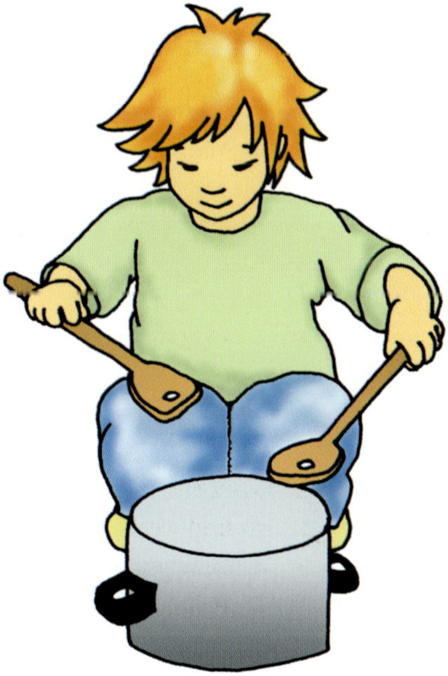

Dies gelingt Ihrem Kind besonders dann, wenn sich der Gegenstand, mit dem es sich beschäftigt, in seiner Körpermitte befindet.

Es ist nicht so wichtig, mit welchem Gegenstand es sich beschäftigt. Die Müslischale, der Tuschkasten oder das Förmchen in der Sandkiste haben alle eines gemeinsam: Sie sind der Gegenstand, mit dem das Kind sich gerade intensiv auseinandersetzt und arbeitet.

Wenn Sie beobachten, dass Ihr Kind sich aus der Mittellinie herausbewegt, können Sie es beim Kreuzen dadurch unterstützen, dass Sie die Position des Gegenstands verändern.

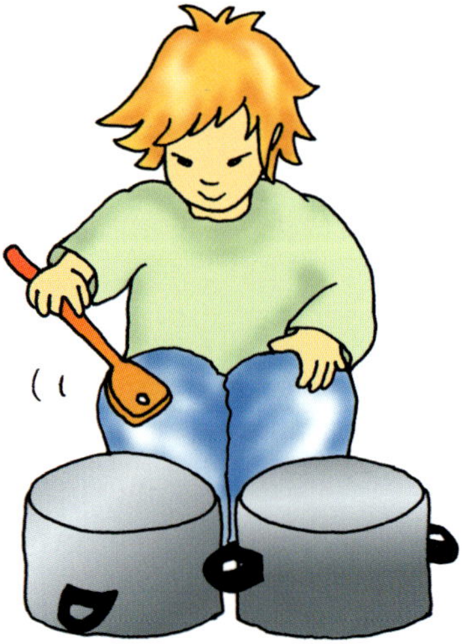

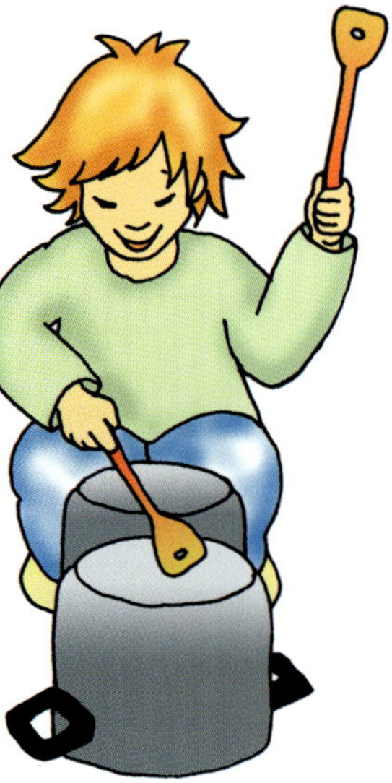

So können Sie beispielsweise die Töpfe zum Schlagzeugspielen hintereinander stellen.

Oder Sie stellen beim Tuschen den Farbkasten in die Mitte der oberen Blattkante. Das Prinzip bleibt immer gleich, nur der Gegenstand ist ein anderer.

Eine weitere Möglichkeit der Unterstützung ist es, wenn Sie die Hände Ihres Kindes führen. Dazu sitzen Sie hinter Ihrem Kind und legen Ihre Hände über die Kinderhände. So können Sie gemeinsam auch die Situationen meistern, in denen Erklärungen oder Vormachen das Kind verwirren.

Weitere Schritte zur Unterstützung des Kindes

Wenn Sie den Eindruck bekommen, Ihr Kind agiert sicher in seiner Körpermitte, können Sie den Bewegungsraum erweitern. Berücksichtigen Sie dabei die Möglichkeiten, die Ihnen die gewählte Aktivität bietet.

Lassen Sie sich bei Ihren Überlegungen und Beobachtungen durch folgende Fragen leiten:

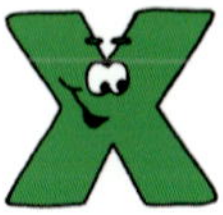

- Was verändert sich, wenn Sie die Position des Gegenstands zur Körpermittellinie des Kindes verschieben?
- Welche weitere Aktivität provoziert eine Bewegung seitlich der Körpermittellinie?
- Hilft es dem Kind, wenn es mit beiden Händen weiterarbeiten kann?

Die folgenden Beispiele sollen Ihnen diese Überlegungen veranschaulichen:

1. Beim gemeinsamen Backen kann auf das ausgiebige Teigrühren das Ausrollen des Teigs folgen, entweder mit dem Nudelholz in alle Richtungen oder mit den Händen zu drei langen Würsten.
   Aus den Würsten wird ein Hefezopf geflochten.
   Aus dem mit dem Nudelholz ausgerollten Teig können Pizza oder Plätzchen werden. Je nachdem, wo Sie die Schälchen mit den Belägen/Ausstechformen platziert haben, kann Ihr Kind seitlich oder über Kreuz zugreifen.

2. Beim gemeinsamen Zaubern werden die Zauberstabbewegungen komplexer. Sie beginnen mit Auf-und-ab-Bewegungen vor der Körpermittellinie. Anschließend folgen Bewegungen zu den Seiten, im Kreis und über die Körpermittellinie. Ihrem Kind wird einleuchten, dass die Bewegungen schwieriger werden, wenn sie dem Zauberziel entsprechen: Zuerst verwandelt es seinen Vater durch Auf-und-ab-Bewegungen in einen Frosch, kombiniert mit Kreisen wird er zu einem Löwen und erst bei Bewegungen, die kreuzen, wird er ein Elefant. Um das Kind in seiner Bewegung zu unterstützen, kann es sinnvoll sein, Punkte am Körper des Vaters auszuwählen, die es dazu mit dem Stab berührt: linke Schulter, rechte Hüfte, linkes Knie, rechtes Knie, linke Hüfte, rechte Schulter.

   Wie wäre es, wenn Sie aus Ihrem Kind einen Zirkuselefanten zaubern? Haben Sie schon ein paar lustige Rüsselschwenkereien für Ihren kleinen Elefanten im Kopf?

3. Das Schlagzeugspielen kann sich so entwickeln

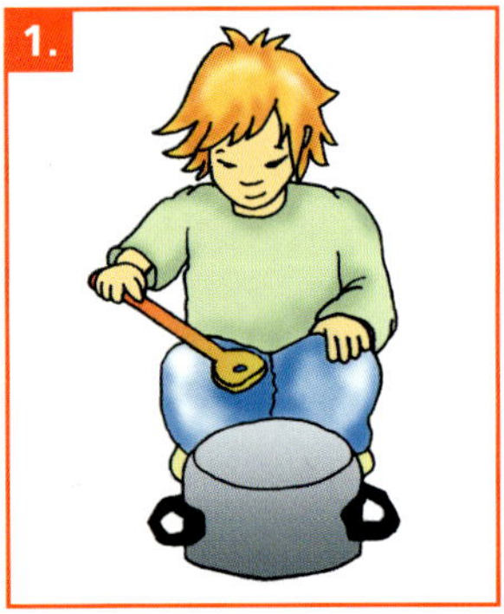

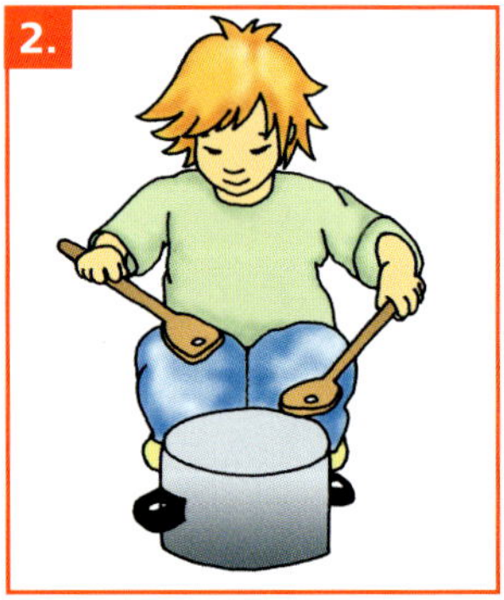

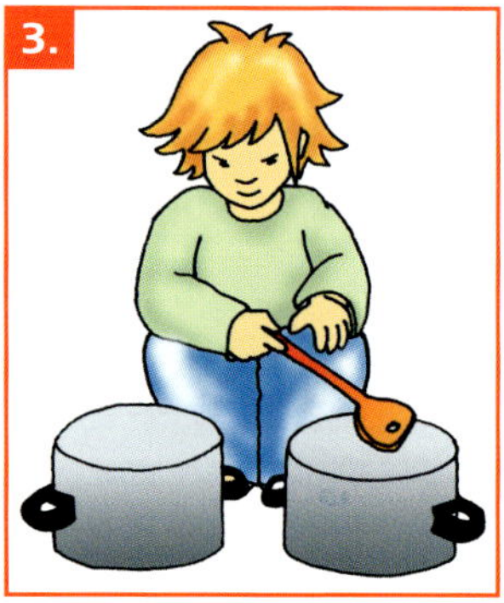

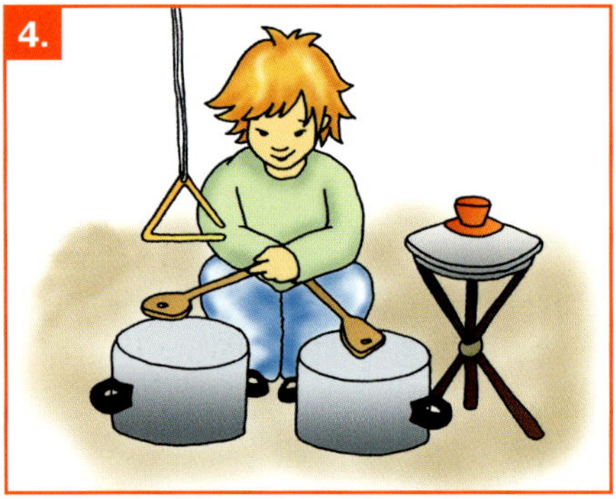

Es ist wichtig, Überkreuzbewegungen als Bewegung zu erleben, um sie im Alltag automatisch einsetzen zu können. Die Aufgabe soll daher nicht mit der Kraft des Denkens gelöst und immer wieder neu gedacht werden müssen.

Wenn das Kind noch nicht bereit ist, in die Überkreuzbewegung zu kommen, spielen Sie weiter in der Körpermitte.

Wird bei Ihnen bereits mit dem Staubsauger getanzt oder vielleicht mit dem Wischmopp?

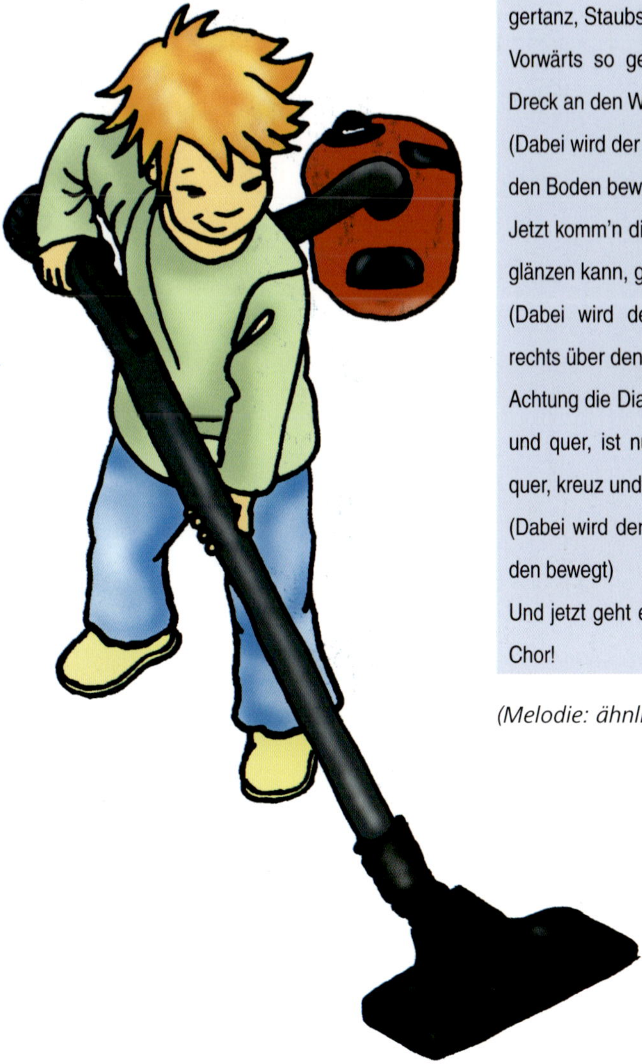

Heut' tanzen wir den Staubsaugertanz, Staubsaugertanz, Staubsaugertanz.
Vorwärts so geht's dem Dreck an den Wanst, Dreck an den Wanst, Dreck an den Wanst.
(Dabei wird der Staubsauger vor und zurück über den Boden bewegt.)
Jetzt komm'n die Seiten dran, damit es da schön glänzen kann, glänzen kann, glänzen kann.
(Dabei wird der Staubsauger nach links und rechts über den Boden bewegt.)
Achtung die Diagonale kommt, macht alles kreuz und quer, ist nun kein Krümel mehr, kreuz und quer, kreuz und quer.
(Dabei wird der Staubsauger quer über den Boden bewegt)
Und jetzt geht es weiter vor, alle noch einmal im Chor!

(Melodie: ähnlich der des Holzmichel)

Empfehlenswertes

Bewegungsformen und Spiele, die die Entwicklung des Überkreuzens der Körpermittellinie fördern, sind beispielsweise:

- Judo
- Volkstanz, Tanz
- Psychomotorik-Gruppen
- Schlagzeug spielen
- Twister, Oups das kannst du auch, (Spiele)

Auch in der Kinesiologie und EDU-Kinästhetik wird das Überkreuzen der Körpermittellinie thematisiert.

Adressen

Aktionskreis Psychomotorik e.V.
Kleiner Schratweg 32, 32657 Lemgo
www.psychomotorik.com

Beratungs- und Informationsstelle für Linkshänder und umgeschulte Linkshänder
Sendlingerstr. 17, 80331 München
www.linkshaender-beratung.de

Bundesarbeitsgemeinschaft Teilleistungsstörungen
Postfach 45 02 46, 50877 Köln
www.bag-tl.de

Arbeitskreis Neue Erziehung e.V.
Boppstr. 10, 10967 Berlin
www.arbeitskreis-neue-erziehung.de

Bücher

Arnd, M. & Singer, W.: Das ist der Daumen Knuddeldick. Ravensburger Buchverlag, (2004)

Ballinger, E.: Alex mit den rosa Ohren. Neuer Breitschopf Verlag, (1994)

Marbacher-Widmer, P.: Bewegen und Malen. verlag modernes lernen, (1991)

Mehr Zeit für Kinder e.V., BARMER Ersatzkasse (Hrsg.): Familien in Bewegung, praktischer Ratgeber zur Förderung der kindlichen Motorik. Egmont Pestalozzi Verlag, (1999)

Riesen Bilderbücher vom Ravensburger-Verlag

Steininger, R.: Kinder lernen mit allen Sinnen. Klett Cotta Verlag, (2005)

Wellenhofer, L. & Appich, M.: Die schönsten Faden- & Puppenspiele. Tosa Verlag, (2000)